BEI GRIN MACHT SICH IHR WISSEN BEZAHLT

AF152310

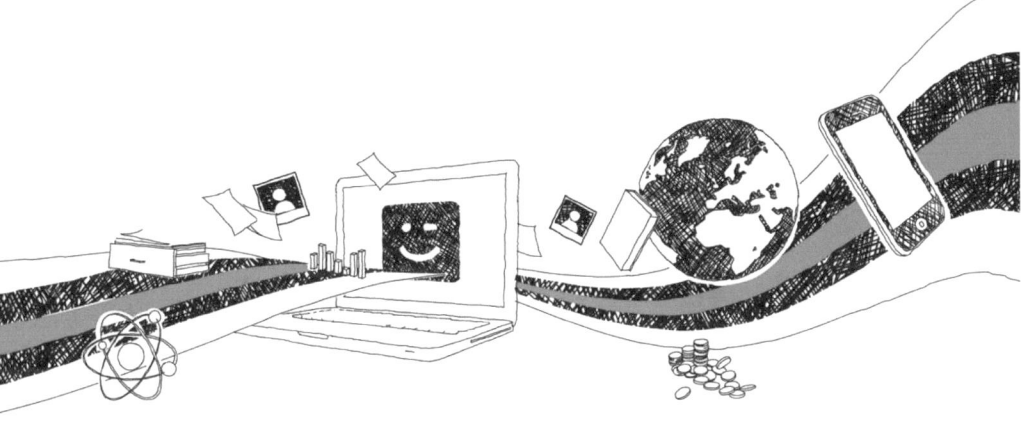

- Wir veröffentlichen Ihre Hausarbeit,
  Bachelor- und Masterarbeit

- Ihr eigenes eBook und Buch -
  weltweit in allen wichtigen Shops

- Verdienen Sie an jedem Verkauf

Jetzt bei www.GRIN.com hochladen
und kostenlos publizieren

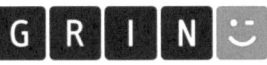

Krankenhausentlassungen vulnerabler Personen. Die Bedeutung der Sozialraum-Bildung im Zusammenhang mit dieser Problematik

Madline Ehrentraut

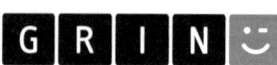

Bibliografische Information der Deutschen Nationalbibliothek:

Die Deutsche Nationalbibliothek verzeichnet diese Publikation in der Deutschen Nationalbibliografie; detaillierte bibliografische Daten sind im Internet über http://dnb.d-nb.de abrufbar.

ISBN: 9783346766502
Dieses Buch ist auch als E-Book erhältlich.

© GRIN Publishing GmbH
Nymphenburger Straße 86
80636 München

Alle Rechte vorbehalten

Druck und Bindung: Books on Demand GmbH, Norderstedt Germany
Gedruckt auf säurefreiem Papier aus verantwortungsvollen Quellen

Das vorliegende Werk wurde sorgfältig erarbeitet. Dennoch übernehmen Autoren und Verlag für die Richtigkeit von Angaben, Hinweisen, Links und Ratschlägen sowie eventuelle Druckfehler keine Haftung.

Das Buch bei GRIN: https://www.grin.com/document/1297562

Universität zu Köln

Wirtschafts- und Sozialwissenschaftliche Fakultät

Die Bedeutung der Sozialraum-Bildung mit Blick auf die Problematik der Krankenhausentlassung vulnerabler Personen

Abschlussarbeit im Schwerpunktmodul Gesundheitssysteme

Vorlesung: „Altern und Sozialraum im Welfaremix"

Vorgelegt von: Madline Ehrentraut (ME)

Studiengang: Bachelor – Gesundheitsökonomie

Ort: Köln

Abgabe: 12.09.2022

Inhaltsverzeichnis

1. Einleitung

Wir leben in einer alternden Gesellschaft, denn ca. 40-50% der aktuell in westlichen Ländern geborenen Mädchen haben eine relativ hohe Wahrscheinlichkeit über 100 Jahre alt zu werden. Demzufolge erreichen immer mehr Menschen ein hohes Lebensalter, was die Hochaltrigen zu einer der am stärksten wachsenden Bevölkerungsgruppen macht und wodurch die Zahl der pflegebedürftigen Personen in den kommenden Jahren deutlich zunehmen wird. Trotz der Tatsache, dass nur ca. 35% der über 90-Jährigen von einer Alzheimer-Demenz betroffen sind (vgl. Schulz-Nieswandt, 01.06.2022), wird die gesamte Bevölkerungsgruppe als eine Belastung wahrgenommen und systematisch von der Gesamtgesellschaft ausgegrenzt. Insbesondere im Zusammenhang mit der Corona-Pandemie ist es zu einer „Kasernierung" der alternden Menschen gekommen (vgl. Schulz-Nieswandt, 27.04.2022), obwohl eine Befragung von Pflegebedürftigen ergeben hat, dass sie auch unter den Umständen eines notwendigen Hilfe- und Pflegebedarfs, grundsätzlich großen Wert auf ein selbstbestimmtes und selbstständiges Leben als Teil der Gesellschaft legen (vgl. Kremer-Preiß 2020, S. 48).

Betrachtet man die soziale Wirklichkeit des sozialpolitischen Geschehens im Rahmen einer Mehr-Ebenen-Analyse, dann wird deutlich, dass wir uns in einem „sozialen Drama" (Schulz-Nieswandt 2017, S. 194) befinden, das von diversen Megatrends, wie zum Beispiel dem demographischen, epidemiologischen und siedlungsstrukturellen Wandel (vgl. Schulz-Nieswandt, 24.03.2022a), geprägt ist. Prof. Dr. Schulz-Nieswandt fasst die aktuelle Situation präzise zusammen: „Das ausgeprägt sektorisierte Gesundheitswesen in Deutschland ist im Leistungsgeschehen hochgradig fragmentiert. Die Schnittstellenprobleme im alltäglichen Versorgungsgeschehen verweisen auf nachhaltig ungelöste Fragen der trans-sektoralen (…) Versorgung komplexer Bedarfslagen" (Schulz-Nieswandt 2018a, S. 373). Insbesondere die organisierte Verantwortungslücke des Krankenhausentlassungsmanagements im Kontext der Krankenhausentlassung gemäß §11 (4) Sozialgesetzbuch (SGB) V als Teil der Krankenhausbehandlung im Sinne von § 39 SGB V verweist auf eine fehlenden Brückenfunktion mit Blick auf die Vulnerabilität der Hochaltrigen ohne Netzwerkressourcen (vgl. Schulz-Nieswandt 2018b, S. 7). Es stellt sich also die Frage, wie das Krankenhausentlassungsmanagement zu reformieren sei, um einerseits den gesellschaftlichen Megatrends begegnen und andererseits den aktuellen Versorgungswünschen der Pflegebedürftigen gerecht werden zu können.

Gegenstand der vorliegenden Hausarbeit ist der Zusammenhang zwischen Sozialraum-Bildung und Krankenhausentlassung mit besonderem Schwerpunkt auf die Hochaltrigkeit im Sinne der Pflegebedürftigkeit. Ziel ist es, die Bedeutung der Sozialraum-Bildung mit Blick auf die Problematik der Krankenhausentlassung vulnerabler Personen aufzuzeigen. Verfolgt wird dieses Ziel zunächst durch eine allgemeine Darlegung des sozialkapitaltheoretischen Netzwerk-Verständnisses von Sozialraum, auf die eine Auseinandersetzung mit dem normativ-rechtlichen Hintergrund folgt. Dabei wird zuerst das personale Menschenbild mit Bezug auf Artikel (Art.) 2 Grundgesetz (GG) in Verbindung mit § 1 SGB I vor dem Hintergrund von Art .1 GG erörtert, darauffolgend die Daseinsvorsorge in Bezug auf Dienstleistungen von allgemeinem Interesse als Infrastrukturpolitik des Gewährleistungsstaates im Sinne von Art. 20 GG. Das nachstehende Kapitel beschäftigt sich mit den Agenturen der Sozialraum-Bildung und veranschaulicht sowohl die Aufgabenstruktur der Pflegestützpunkte in § 7c SGB XI als auch die möglichen Ziele und Aufgaben von regionalen Pflegekonferenzen vor dem Hintergrund von § 8 SGB XI. Schließlich befasst sich vorliegende Ausarbeitung mit dem Problem der Krankenhausentlassung gemäß § 11 (4) SGB V im Lichte von § 39 (1a) SGB V unter Berücksichtigung besonders vulnerabler Personen in der Hochaltrigkeit. Untersucht werden fehlende Brückenfunktionen im Lichte der sogenannten „No Care-Zonen" vor dem Hintergrund lokal sorgender Gemeinschaften. Abschließend wird ein Ausblick auf das Wohnen im Quartier statt im Heim gegeben und die Erkenntnisse vorliegender Hausarbeit in einem Fazit zusammengefasst.

2. Sozialkapitaltheoretisches Netzwerk-Verständnis von Sozialraum

Um im späteren Verlauf konkrete Lösungsansätze zur Verbesserung des Krankenhausentlassungsmanagement untersuchen zu können, ist es notwendig, sich zunächst mit dem sozialkapitaltheoretischem Netzwerk-Verständnis von Sozialraum zu befassen.

Allgemein formuliert ist ein Netzwerk eine „abgegrenzte Menge von Knoten oder Elementen und der Menge der zwischen ihnen verlaufenden sogenannten Kanten" (Jansen 2006, S. 58). Während die Knoten als Individuen zu interpretieren sind, stellen die Kanten als Verbindungslinien zwischen den Knoten die Beziehungen der Individuen zueinander dar. Demnach beschreibt der Begriff des „sozialen Netzwerkes" das Beziehungsgefüge (Verbindungen, Interaktionen und Austauschverhältnisse) zwischen den Individuen innerhalb eines Beziehungs- bzw. Sozialraumes, in den die Menschen integriert sind (vgl. Gögercin 2022, S. 4). Bedeutsam zu verstehen ist, dass mit dem sozialen Netzwerkt nicht nur die sozialen Kontakte eines Individuums gemeint sind, sondern die vollständige Integration in die Gesellschaft. Dabei spielen die Sozialräume eine entscheidende Rolle, da sie als Lebensräume der jeweiligen Menschen fungieren und die Rahmenbedingungen für, in diesem Kontext, erfolgreiches Altern liefern (vgl. Gögercin 2022, S. 37).

Der Begriff „Sozialraum" ist von mehrdimensionaler Natur, weil mit ihm einerseits ein geographischer Raum (Wohnraum, Gemeinde, Stadt) gemeint sein kann und er andererseits einen subjektiven Raum beschreibt, „der die von Einzelnen selbst definierte und erlebte Lebenswelt meint" (Gögercin 2022, S. 4). Das Individuum befindet sich in diesem Raum eingebettet in seine sozialen Netze und erlangt Sozialkapital, indem es in die Funktionalität dieser Hilfesysteme als Orte der Personalisierung und sozialen Unterstützung investiert (vgl. Schulz-Nieswandt 2015, S. 147). Letztendlich lässt sich der Sozialraum als der Lebensraum der Menschen, der durch die Beziehungen der Menschen zueinander aufgespannt wird, charakterisieren (vgl. Gögercin 2022, S. 38). Er ist „Allokationsraum sozialer Unterstützung, Gestaltraum der eigenen Person, Inklusionsort und Handlungsraum lokaler Daseinsvorsorge" (Heerdt 2021, S. 390), was ihn gleichzeitig zu einem „Ort des gelingenden Daseins des Menschen"(Schulz-Nieswandt 2017, S. 205) macht.

Versucht man nun beide Begriffe miteinander zu verknüpfen, dann wird deutlich, dass der Sozialraum „die räumliche Dimension eines sozialen Netzwerks" (Straus 2005, S. 76) beschreibt und somit den Raum darstellt, innerhalb dessen die Individuen ihr soziales Netzwerk entfalten und ihre sozialen Beziehungen pflegen können. Laut Prof. Dr. Schulz-Nieswandt muss der Sozialraum „nicht eine örtlich verankerte Lebenswelt sein" (Schulz-Nieswandt 2015, S. 147), sondern er kann auch virtuell sein, z.B. in Form der sozialen Medien.

Die Sozialraumentwicklung im Sinne der Netzwerkbildung umfasst neben der Mirko- und Meso-Ebene auch die Makro-Ebene im Rahmen der Sozialpolitik (vgl. Heerdt 2021, S. 392). Diese sollte die Menschen im individuellen Lebenszyklus begleiten und dafür sorgen, dass offene Versorgungslücken geschlossen werden. Aufgabe der Sozialpolitik ist es also sicherzustellen, dass es zu einer Sozialraumbildung der Bevölkerung kommen kann, indem die Netzwerkbildung gefördert wird und die Menschen dazu ermächtigt werden, in ihr Sozialkapital zu investieren (vgl. Schulz-Nieswandt 2020b, S. 1). „Diese Sozialraumorientierung gilt für alle Phasen des Lebenszyklus" (Schulz-Nieswandt 2020b, S. 2), weshalb der Mensch insgesamt als Netzwerkwesen begriffen werden muss.

3. Normativ-rechtlicher Hintergrund

Zur Veranschaulichung der Problematik des Krankenhausentlassungsmanagement, ist es unerlässlich, sich zunächst mit den normativ-rechtlichen Vorgaben vor dem Hintergrund der Vulnerabilität der Hochaltrigkeit zu beschäftigen. Denn um eine Umwelt zur gelingenden

Bewältigung der Entwicklungsaufgaben zu gewährleisten und die Würde des Menschen trotz seiner Vulnerabilität schützen und fördern zu können, bedarf es einerseits einen Rückgriff auf die in der französischen Revolution 1789 vertretenden Werte: Freiheit, Gleichheit und Solidarität (vgl. Schulz-Nieswandt 2021a, S. 346), und andererseits die achtsame Erfüllung der normativ-rechtlich verankerten Werte des Grundgesetzes und des Sozialgesetzbuches I (vgl. Schulz-Nieswandt, 27.04.2022), die im Folgenden genauer erläutert werden.

3.1 Personales Menschenbild mit Bezug auf Art. 2 GG i. V. m. § 1 SGB I vor dem Hintergrund von Art. 1 GG

Die Würde des Menschen ist „die heilige Grundlage eines an sich säkularisierten Rechtsstaates" (Schulz-Nieswandt 2021a, S. 347) und aufgrund dessen tief verankert in zahlreichen Rechtsschriften. Art. 1 GG beschreibt die Sakralität der personalen Würde wie folgt: „Die Würde des Menschen ist unantastbar." Sie ist organisiert als die sakrale Personalität des Individuums und bildet die Grundlage der die Gesellschaftsmitglieder regulierenden Rechtsregime (vgl. Schulz-Nieswandt 2021a, S. 348). Im Zusammenhang mit Art. 2 (1) GG: „Jeder hat das Recht auf die freie Entfaltung seiner Persönlichkeit, soweit er nicht die Rechte anderer verletzt." bedeutet dies, dass jedes Individuum Anspruch auf eine freie Entwicklung der eigenen Persönlichkeit hat, sofern das Recht anderer Gesellschaftsmitglieder nicht verletzt wird. Von besonderer Bedeutung ist der durch die französische Revolution geprägte Begriff der Freiheit, denn: „Die Freiheit der Person ist unverletzlich." (Art. 2 (2) GG). Somit wird deutlich, dass die Freiheit jedes Einzelnen als Teil einer Gesellschaft stets mit der Notwendigkeit einer empathischen Rücksichtnahme einhergeht und rechtsstaatlich geordnet werden muss, um die in Art. 2 (1) GG gesetzliche Regelung nicht zu verletzen.

Im Kontext von § 1 SGB I, der die Gewährleistung und Sicherstellung von Sozialschutz und sozialen Diensten vor dem Hintergrund sozialer Gerechtigkeit regelt, wird die Würde des Menschen auch durch die „unbestimmten Rechtsbegriffe der Selbstbestimmung, der Selbstständigkeit und der Teilhabe" (Schulz-Nieswandt 2021a, S. 347) geprägt. Demnach geht es in der sozialen Wirklichkeit hinsichtlich der Umgangsweise mit Vulnerabilität, um eine Auseinandersetzung zwischen dem Dispositiv der Demütigung, als Form der strukturellen Gewalt, und dem Dispositiv der Würde, die die Unantastbarkeit der Person schützt.

Zusammengefasst muss der Mensch als Individuum seiner sakralen Personalität verstanden werden, was bedeutet, dass man ihn einerseits in seinem „Selbst"-Verständnis (Selbstbestimmung und Selbstständigkeit) begreift und ihn andererseits als Netzwerkmensch in die Kultur der Teilhabe am Gemeinwesen eingliedert (vgl. Schulz-Nieswandt, 24.03.2022b).

3.2 Daseinsvorsorge in Bezug auf Dienstleistungen von allgemeinem Interesse als Infrastrukturpolitik des Gewährleistungsstaates im Sinne von Art. 20 GG

Bedingt durch die Tatsache, dass der Mensch nur innerhalb eines Netzwerks sozialer Beziehungen dazu in der Lage ist, seine Entwicklungsaufgaben zu bewältigen und er dabei die Rechte der Netzwerkmitglieder nicht verletzen darf, sind Ermöglichungsräume, die von der Gesellschaftspolitik im Rahmen der Daseinsvorsorge gestaltet werden müssen, erforderlich (vgl. Schulz-Nieswandt 2020b, S. 7).

Im Art. 20 GG ist geregelt, dass der soziale Rechtsstaat als Gewährleistungsstaat dazu verpflichtet ist, die für eine ausreichende Daseinsvorsorge benötigte Infrastruktur sicherzustellen und eine transsektoral integrierte Versorgungslandschaft zu schaffen. Im Sinne von § 1 SGB I hat demnach jedes Individuum ein Grundrecht auf eine bedarfsgerechte Versorgung, wodurch die zu Beginn erläuterte Sozialraumidee zu einem Menschenrecht wird (vgl. Schulz-Nieswandt 2021b, S. 1).

Zu den Aufgaben der Sozialpolitik gehört resultierend sowohl die Subjektförderung als auch die Infrastruktursicherstellung: „Denn es geht nicht nur um das kompetenzzentrierte Empowerment des Subjekts (…), sondern um die Gewährleistung der Sicherstellung bedarfsgerechter Angebotsstrukturen infrastruktureller Art." (Schulz-Nieswandt 2021b, S. 1). Somit muss die Sozialpolitik neben der Netzwerkförderung auch die Umwelt der Individuen gestalten. Ins Zentrum unserer Betrachtung des Krankenhausentlassungsmanagements vor dem Hintergrund der Hochaltrigkeit rückt die Sicherstellung notwendiger Infrastrukturen im Umfeld der Wohnformen (vgl. Schulz-Nieswandt 2021c, S. 96f.). Dabei sind die Einrichtungen und Dienste der sozialen Infrastruktur „unter den Gesichtspunkten der Erreichbarkeit, Verfügbarkeit, Zugänglichkeit und Akzeptanz" (Schulz-Nieswandt 2021d, S. 223) zu gewährleisten.

Umgesetzt werden die in Art. 20 GG niedergeschriebenen Vorgaben innerhalb eines Mehr-Ebenen-Systems, indem der Staat die Aufgabenerledigung an die ihm untergeordneten selbstverwaltenden Organe und Märkte weitergibt (vgl. Schulz-Nieswandt 2015, S. 147).

Zusammengefasst geht es „um die effektive Umsetzung der Daseinsvorsorgepflicht des sozialen Rechtsstaates als Gewährleister sozialer Infrastrukturen (Capacities) und der Förderung personaler Kompetenzen (Abilities) zu Befähigung (Capabilities)." (Schulz-Nieswandt 2018b, S. 3). Dabei stehen die Dimensionen der „Capacities" und „Abilities" in einer Wechselwirkung zueinander und bedürfen einer daseinsvorsorglichen Sicherstellung.

4. Agenturen der Sozialkapitalgenese und Sozialraum-Bildung

Wie sich im Verlauf dieser Ausarbeitung bereits herauskristallisiert hat, geht es bei der Netzwerkbildung im Rahmen von § 1 SGB I und Art. 1, Art. 2 und Art 20 GG um die Gestaltung sozialer Infrastrukturen und somit auch um die Bemächtigung kollektiver Hilfestrukturen im Sinne vernetzt sorgender Gemeinschaften. Dabei schafft der Sozialkapitalertrag „einen Raum kollektiver Gegenseitigkeitshilfe, Integration und Persönlichkeitsentwicklung" (Heerdt 2021, S. 395), an den die Agenturen der Sozialkapitalgenese und Sozialraum-Bildung ansetzen, um genau diesen Ansatz als „Infrastrukturinvestition" der Netzwerkbildung in der sozialen Wirklichkeit auszuarbeiten (vgl. Heerdt 2021, S. 395). Agenturen der Sozialraumbildung dienen somit der kommunalen Daseinsvorsorge, dessen rechtlicher Hintergrund (SGB XI) im Folgenden genauer erläutert wird.

4.1 Erläuterung der Aufgabenstruktur der Pflegestützpunkte in § 7c SGB XI

Mit dem § 7c SGB XI, der die Aufgabenstruktur der Pflegestützpunkte konkretisiert, ist eine Vorlage für die Sozialraumagenturen im Kontext der langzeitpflegerischen Versorgung geschaffen worden (vgl. Heerdt 2021, S. 395). Pflegestützpunkte werden von Pflege- und Krankenkassen „zur wohnortnahen Beratung, Versorgung und Betreuung der Versicherten" (§ 7c (1) SGB XI) eingerichtet. Explizit umfasst deren Aufgabenbereich neben der Auskunft zu den Rechten und Pflichten nach dem SGB und der Beratung zur Inanspruchnahme vorgesehener Sozialleistungen, auch weitere Hilfsangebote einschließlich der Pflegeberatung (vgl. § 7c (2, 1.) SGB XI). Darüber hinaus sind die Pflegestützpunkte für die „Koordinierung aller für die wohnortnahe Versorgung und Betreuung in Betracht kommenden (…) Leistungen" (§ 7c (2, 2.) SGB XI) und die „Vernetzung aufeinander abgestimmter pflegerischer und sozialer Versorgungs- und Betreuungsangebote" (§ 7c (2, 3.) SGB XI) zuständig.

In anderen Worten beschrieben bedeutet dies, dass die Kommunen in Zusammenarbeit mit den Sozialversicherungen in der Verantwortung stehen, eine verfassungskonforme Sozialraumbildungs-Konzeption vorzunehmen, in die sich die Anbieterstrukturen lediglich einfügen müssen. Im regionalen Kontext bedarf es laut Prof. Dr. Schulz-Nieswandt einen „lokalen Raum effektiver Agenturen der Generierung von Netzwerkstrukturen, die das Sozialkapital dieser Vision darstellen." (Schulz-Nieswandt 2021b, S. 356). Besonders in Absatz 2 des § 7c SGB XI ist die Vision einer verfassungskonformen und transsektoralen Einheit von Beratung, Fallsteuerung und Netzwerkbildung bereits ausgearbeitet, die eine „(auf medizinische, pflegerische und soziale Dienste abstellende) integrierte und lebensweltlich vernetzte Sozialraumbildung" (Schulz-Nieswandt 2020b, S. 4) vorsieht.

4.2 Erläuterung der möglichen Ziele und Aufgaben von regionalen Pflegekonferenzen vor dem Hintergrund von § 8 SGB XI

Im § 8 (1) SGB XI heißt es: „Die pflegerische Versorgung ist gesamtgesellschaftliche Aufgabe.", wobei „die Länder, die Kommunen, die Pflegeeinrichtungen und die Pflegeklassen (…) unter Beteiligung des Medizinischen Dienstes" (§ 8 (2)SGB XI) eng zusammenwirken, „um eine leistungsfähige, regional gegliederte, ortsnahe und aufeinander abgestimmte ambulante und stationäre pflegerische Versorgung der Bevölkerung zu gewährleisten" (§ 8 (2) SGB XI). Demzufolge handelt es sich bei einer Pflegekonferenz um ein Zusammenkommen, bei dem die kommunale Daseinsvorsorge vor dem Hintergrund der Pflege diskutiert und emendiert werden kann. Ziel dabei ist die Sicherstellung, Koordination und Weiterentwicklung der regionalen Infrastruktur im Rahmen der Pflege, durch die Beteiligung der regionalen Akteure an beschlossenen Verbesserungsmaßnahmen zur Weiterentwicklung der pflegerischen Infrastruktur. Bevor im nächsten Kapitel die Problematik der Krankenhausentlassung elaboriert wird, sei bereits hier anzumerken, dass die Pflegestützpunkte der Länder in der lokalen Netzwerkarbeit sehr unterschiedlich aufgestellt sind (vgl. Schulz-Nieswandt 2015, S. 148).

Zusammengefasst kann festgestellt werden, dass § 8 SGB XI die Idee eines sogenannten Hilfe-Mix explizit verankert. Dieser wird im Lichte des 7. Altenberichts auch als lokale sorgende Gemeinschaft (Caring Community) betitelt und muss in die Entwicklung einer professionellen sozialen Infrastruktur eingebettet sein (vgl. Schulz-Nieswandt 2021d, S. 222).

5. Was ist das Problem der Krankenhausentlassung gemäß § 11 (4) SGB V im Lichte von § 39 (1a) SGB V?

Um das Problem der Krankenhausentlassung anhand der Vulnerabilität der Hochaltrigkeit und der Brückenfunktion im Sinne von sogenannten „No-Care-Zonen" zu erläutern, sowie mögliche Lösungsansätze im Rahmen von sorgenden Gemeinschaften vorzustellen, ist es notwendig, sich zunächst mit dem rechtlichen Hintergrund des Versorgungs- bzw. Entlassungsmanagement nach § 11 (4) SGB V und § 39 (1a) SGB V zu beschäftigen.

Während es in § 11 (4) SGB V heißt: „Versicherte haben Anspruch auf ein Versorgungsmanagement insbesondere zur Lösung von Problemen beim Übergang in die verschiedenen Versorgungsbereiche.", besagt § 39 (1a) SGB V: „Die Krankenhausbehandlung umfasst ein Entlassmanagement zur Unterstützung einer sektorübergreifenden Versorgung der Versicherten beim Übergang in die Versorgung nach Krankenhausbehandlung". Demnach sind Krankenhäuser rechtlich dazu verpflichtet, ein Entlassungsmanagement sicherzustellen, sodass dem Anspruch der Versicherten auf ein Versorgungsmanagement nachgekommen werden kann. Das Entlassungsmanagement umfasst dabei alle Leistungen, die für die Versorgung der Patient*innen nach der Krankenhausentlassung unerlässlich sind. Krankenkassen und, wenn im individuellen Fall notwendig, Pflegeversicherungen müssen sich in diesen Prozess unterstützend einfügen und miteinander kooperieren. In anderen Worten: Für einen problemlosen Übergang vom stationären in den ambulanten Bereich sollen alle bereits gesammelten Informationen über die Versicherten strukturiert zusammengefasst werden, sowie bereits Termine, die für die Versorgung nach der Krankenhausentlassung notwendig sind, organisiert werden, um eine transsektorale Versorgung sicherzustellen und Probleme, die durch den Übergang zur ambulanten Versorgungsform entstehen könnten, vorzubeugen.

5.1 Vulnerabilität der Hochaltrigkeit

Die „Verletzbarkeit (Vulnerabilität) (…) gehört zum Wesen des Lebendigen." (Schulz-Nieswandt 2021a, S. 345) und tritt besonders häufig innerhalb der Bevölkerungsgruppe der Hochaltrigen in Erscheinung. Aufgrund der Tatsache, dass erfolgreiches Altern als die Vollendung der Personalität des Selbst im sozialen Miteinander (vgl. Schulz-Nieswandt 2020a, S.647) definiert wird, kann Alter(n) sowohl als eine herausfordernde Belastung im Kampf gegen die Vulnerabilität der Hochaltrigkeit im Sinne der Demütigung als auch als eine zukunftsweisende Chance der Hauptdimensionen des modernen sozialen Grundrechts im Sinne der Würde zugleich angesehen werden (vgl. Schulz-Nieswandt 2019, S. 17). Es geht demnach beim Alter(n) mit Blick auf die Lebensläufe einerseits „um das gelingende Hineinaltern (und) andererseits um den Prozess des Alterns der ganzen Gesellschaft (…) im funktionierenden Gefüge der Generationen" (Schulz-Nieswandt 2018b, S. 1).

Im Kontext des sozio-demographischen Wandels verfehlt die gegenwärtige Versorgungslandschaft jedoch die komplexen Bedarfslagen der Hochaltrigen (vgl. Schulz-Nieswandt 2017, S. 195). Besonders im Übergang von der stationären zur ambulanten Versorgung ist diese Bevölkerungsgruppe sehr anfällig für Problemsituationen, die ihre Grundrechte verletzen könnten. In dieser Situation der „besonderen Vulnerabilität der Hochaltrigkeit ist Netzwerkschwäche oder gar Netzwerklosigkeit der wichtigste Risikofaktor" (Schulz-Nieswandt 2021d, S. 225) für Vereinsamung oder Heimübersiedlung.

Es wird deutlich, dass der gelingenden Sozialraumbildung eine große Bedeutung zugeschrieben wird. Es besteht die Notwendigkeit zur Entwicklung vernetzter Lebenswelten in achtsamen Nachbarschaften, die auch „Caring Communities" genannt werden. Solche sorgenden Gemeinschaften können dafür Sorge tragen, dass die Versorgungslücke des

Krankenhausentlassungsmanagements mit besonderem Blick auf die Vulnerabilität der Hochaltrigkeit überbrückt wird (vgl. Schulz-Nieswandt 2018b, S. 7).

5.2 Bridging the Gap und No Care-Zonen

Wie bereits angesprochen, stellt die Versorgungslücke (No Care-Zone), die oftmals im Übergang zwischen der stationären Versorgung und der ambulanten Versorgung entsteht und dessen Verantwortung eigentlich bereits gesetzlich geregelt ist, besonders für die Bevölkerungsgruppe der Hochaltrigen ein großes Problem dar. Sogenannte No Care-Zonen entstehen aufgrund eines Mangels von Strukturen zur Generierung von Netzwerken (vgl. Schulz-Nieswandt 2017, S. 195). Dies liegt zum Teil daran, dass die im Sinne des § 7c SGB XI bereits angesprochenen Pflegestützpunkte nicht in allen Bundesländern mit notwendiger Versorgungsdichte vorhanden sind.

Trotz der Tatsache, dass angesichts des DRG-Regimes in der Krankenhausfinanzierung das Krankenhausentlassungsmanagement bereits verbessert worden ist, bleibt das Problem der No Care-Zonen nach der Krankenhausentlassung bestehen (vgl. Schulz-Nieswandt 2018a, S. 373). Besonders für hochaltrige Menschen, die an einer Netzwerkschwäche oder gar einer Netzwerklosigkeit leiden, steigt das Risiko eines einsamen Todes oder einer frühzeitigen und unerwünschten Heimübersiedlung dadurch dramatisch an. Folglich fehlt es an „unbrüchigen Versorgungsketten ebenso wie an individuell optimierten Hilfsangebotsbündelungen" (Schulz-Nieswandt 2015, S. 149) bzw. der Sicherstellung von Pflegearrangements. Diese würden im Rahmen lokal sorgender Gemeinschaften (im Kontext der kommunalen Pflegestrukturplanung) dazu beitragen, eine Brückenfunktion herzustellen, welche wiederum dabei unterstützt, eine individuelle Fallsteuerung im Rahmen einer netzwerkorientierten Versorgungssicherstellung zu garantieren und die Problematik des Krankenhausentlassungsmanagements überwinden zu können.

5.3 Lokale sorgende Gemeinschaften, Nachbarschaft und soziales Engagement

Was können wir nun im kommunalen Raum für erfolgreiches Altern tun? Die Vision lautet: lokal sorgende Gemeinschaften als Netzwerke (§ 8 SGB XI) im Rahmen der Gewährleistung und Sicherstellung der infrastrukturellen Daseinsvorsorge (Art. 20 GG) und vor dem Hintergrund der Sakralität des personalen Menschenbilds (Art. 1 GG, Art. 2 GG und § 1 SGB I) (vgl. Schulz-Nieswandt 24.03.2022b).

In diesem Sinne muss die Altershilfepolitik neu gedacht werden: „als sozialraumorientierte Entwicklung des guten Lebens (…) der ganzen Bevölkerung" (Schulz-Nieswandt 2018b, S. 1). Dabei muss die Gesellschaft, genauso wie der soziale Rechtsstaat und die Märkte in die kommunale Daseinsvorsorge miteinbezogen werden. Dies bedarf nicht nur einer Reformierung bzw. vollständigen Ausschöpfung der normativ-rechtlichen Vorgaben, sondern auch die Einbeziehung von Familie, Freunden, Nachbarschaften und verschiedenen Formen des bürgerlichen Engagements, denn gemeint ist eine lokal sorgende Gemeinschaft als eine „Hilfsgemeinschaft, die auf Gegenseitigkeit beruht" (Schulz-Nieswandt 2021a, S. 356). Im regionalen Kontext sind demnach Agenturen der Sozialraum-Bildung gefragt, diese Vision in den Versorgungsalltag zu integrieren und das gute Leben in gelingenden Netzwerken „der Miteinanderfreiheit als Miteinanderverantwortung" (Schulz-Nieswandt 20221a, S. 356) zu gestalten. Demzufolge ist eine nachhaltige Sozialraumbildung (Sozialkapitalentwicklung) durch lokale Caring Communities als Teil regionaler Versorgungsstrukturplanung notwendig, um sowohl die soziale Ungleichheit in Form der Ausgrenzung als auch die Probleme der Krankenhausentlassung gemäß § 11 (4) SGB V im Lichte von § 39 (1a) SGB V zu überwinden (vgl. Schulz-Nieswandt 2018a, S. 373).

Zusammengefasst kann also erst in einer inklusiv orientierten und sorgenden Gemeinschaft erfolgreiches Altern unter den Gesichtspunkten der Selbstbestimmung, der Selbstständigkeit und der Teilhabe am Gemeinwesen zumindest theoretisch ermöglicht werden (vgl. Schulz-Nieswandt 2020a, S. 647).

6. Ausblick: Wohnen im Alter im Quartier statt im Heim

Wie bereits ganz zu Beginn dieser Ausarbeitung angemerkt, legt ein Großteil der Hochaltrigen großen Wert darauf selbstbestimmt, selbstständig und als Teil unserer Gesellschaft außerhalb des „Heimsettings" zu Altern. Eine quartiersnahe Versorgung wird dadurch unerlässlich und betont die Notwendigkeit ambulanter Hilfsangebote und Netzwerke, die die Menschen dazu ermächtigen, weiterhin ein selbstständiges und würdevolles Leben zu führen. Durch das gelingende Ausleben lokal sorgender Gemeinschaften, eröffnen sich zahlreiche neue Möglichkeiten, die die hochaltrige Bevölkerung dazu ermächtigt, innerhalb ihres gewohnten Umfeldes zu bleiben, statt in ein Heim übersiedeln zu müssen.

Der Gesellschaftspolitik muss es gelingen, „die Wohnformen im Alter zu differenzieren, damit (…) zwischen privater Häuslichkeit einerseits und Heimsektor andererseits neue, innovative (…) Räume des gelingenden sozialen Miteinanders entstehen und sich entwickeln können" (Schult-Nieswandt 2021d, S. 225) und die Hochaltrigen dazu befähigt werden, ihr personales Sein zu verwirklichen. Diese Idee der Sozialraumöffnung wird „von Einrichtungen mit einer bürgerschaftlichen Demokratisierung der Steuerung" (Schulz-Nieswandt 2021d, S. 225) verfolgt. Beispielhaft zielt das KDA mit Wohnen 6.0 auf eine Demokratisierung der Sorgeleistungen. Dies bedeutet, dass auch im privaten Wohnumfeld, also im familiären Wohnquartier, eine umfassende pflegerische Versorgung sichergestellt wird, „die unabhängig vom Wohnort (zu Hause oder in Einrichtungen) – sektorübergreifend – abgerufen und flexibel gestaltet werden kann" (Kremer-Preiß 2020, S. 50). Dabei geht es „um eine Weiterentwicklung vom reinen Leistungserbringen zum Leistungskoordinieren" (Kremer-Preiß 2020, S. 51).

Das Leben im Quartier unterstützt die Hochaltrigen dabei, ihre Entwicklungsaufgaben zu bewältigen und trägt zu einem würdevollen Alterungsprozess bei, der die normativ-rechtlich verankerten Werte berücksichtigt.

7. Fazit

Zusammengefasst kann gesagt werden, dass die hochaltrige Bevölkerung einen großen Wert auf ein selbstbestimmtes und selbstständiges Leben als Teil der Gesellschaft legt. Die Idee der sorgenden Gemeinschaften, die den Menschen ein solches Altern garantiert, ist bereits tief verankert in den normativ-rechtlichen Vorgaben. Wie die vorliegende Ausarbeitung jedoch herauskristallisiert hat, ist das gegenwärtige Versorgungssystem praktisch noch nicht in der Lage, diesen Wunsch zu erfüllen. Die soziale Wirklichkeit verweist auf ein hochgradig fragmentiertes System, das eine große Kluft zwischen dem erwünschten Soll-Zustand und dem aktuellen Ist-Zustand zu vertreten hat. Besonders problematisch sind die entstandenen Versorgungslücken zwischen der stationären und ambulanten Versorgung, die das Krankenhausentlassungsmanagement zu vertreten hat.

Um den gesellschaftlichen Megatrends zu begegnen und den aktuellen Versorgungswünschen der Pflegebedürftigen gerecht zu werden, bedarf es einer Reformierung bzw. einer besseren Ausgestaltung der rechtlich verankerten Vorgaben unter Einbezug der Gesellschaftsmitglieder. Es besteht immer noch die Notwendigkeit einer daseinsvorsorglich unterstützen Sozialraum-Bildung aus der die Netzwerke lokal sorgender Gemeinschaften entspringen können. Diese könnten besonders vor dem Hintergrund der Problematik des Krankenhausentlassungsmanagements dafür sorgen, dass die No Care-Zonen überbrückt werden und die Pflegebedürftigen dazu ermächtigt werden, ihre Entwicklungsaufgabe, wünschenswerterweise innerhalb ihres eigenen Quartiers, zu bewältigen.

8. Literaturverzeichnis

Gögercin, S. (2022): *Netzwerk- und Sozialraumarbeit im Kontext von Migration, Flucht und Integration*, 1. Aufl. 2022, Wiesbaden, Deutschland: Springer VS.

Heerdt, Chr. (2021): Die Zukunft der Langzeitpflege. Agenturmodelle der Sozialraument-wicklung im Mehr-Ebenen-System. Theoretische Grundlagen und praxisbezogene Fundierung. Zeitschrift für Gemeinwirtschaft und Gemeinwohl 44 (3): S. 383-405.

Jansen, D. (2006): Einführung in die Netzwerkanalyse. Grundlagen, Methoden, Anwendun-gen (3. Auflage). Springer VS.

Kremer-Preiß, U. (2020): Pflegerische Vollversorgung weiterentwickeln – „Stationäre Hausgemeinschaften", „Quartiershäuser" – wo geht die Reise hin? ProAlter 52 (1): S. 48-51.

Schulz-Nieswandt, F. (2015): Zur Zukunft der Sorge. In: Case Management 12 (3): S. 146-150.

Schulz-Nieswandt, F. (2017): Heterotope Überstiege in der Sozialpolitik im Namen des homo patiens. Überlegungen zu einer onto-theologischen Rechtfertigung des Men-schen in der Rolle des Mitmenschen. In Jähnichen T u. a. (Hrsg) Rechtfertigung – folgenlos? Jahrbuch Sozialer Protestantismus Bd. 10. EVA, Leipzig: S. 186-208.

Schulz-Nieswandt, F. (2018a): Bridging the gap. Ein Kommentar zu Beispielen der Brü-ckenfunktionsbildung im Kontext der Krankenhausentlassung gemäß § 11 (4) SGB V. Pflege und Gesellschaft 23 (4): 373-374.

Schulz-Nieswandt, F. (2018b): Der Netzwerkmensch und die Idee der Caring Communities in alternden Gesellschaften – eine dichte Darlegung. Case Management 15 (1): S. 4-8 (als PDF-Aufsatz: S. 1-9).

Schulz-Nieswandt, F. (2019): Zum Framing der Alter(n)sdiskurse durch die Blickweise der Altenberichtskommissionen. In Medien & Altern (14): S. 16-27.

Schulz-Nieswandt, F. (2020a): Die Altenberichte der Bundesregierung. Themen, Paradig-men, Wirkungen. In Aner K & Karl U (Hrsg) Handbuch Soziale Arbeit und Alter. 2. Aufl. Springer VS, Wiesbaden: S. 639-651.

Schulz-Nieswandt, F. (2020b): Sozialrechtliche Möglichkeiten der Sozialraumorientierung In Lämmlin G & Wegner G (Hrsg) Kirche im Quartier: die Praxis. Leipzig: Evangelische Verlagsanstalt: S. 273-282 (als PDF-Aufsatz: S. 1-11).

Schulz-Nieswandt, F. (2021a): Verletzbarkeit und Würde. In Klapper B & Chichon I (Hrsg) Neustart! Für die Zukunft des Gesundheitswesens. MWV, Berlin: S. 345-356.

Schulz-Nieswandt, F. (2021b): Die Würde der Person: als Naturrecht tabu, empirisch vulnerabel. Case Management 18 (2): S. 57-65.

Schulz-Nieswandt, F./Köstler, U./Mann, K. (2021c): Sozialpolitik und ihre Wissenschaft. LIT, Berlin.

Schulz-Nieswandt, F. (2021d): Kommunale Pflegepolitik als sozialraumorientierte Daseinsvorsorge. Konturen einer Vision. In Jacobs K u. a. (Hrsg) Pflege-Report 2021. Springer, Berlin: S. 219-229.

Schulz-Nieswandt, F. (24.03.2022a): Video 2. Online unter: https://www.ilias.uni-koeln.de/ilias/ilias.php?ref_id=4567942&eid=deed6825-ae89-4772-8e67-2d67fde7bc2a&cmd=streamVideo&cmdClass=xoctplayer-gui&cmdNode=z5:r8:1aq:1b1&baseClass=ilrepositorygui. (letzter Zugriff: 22.08.2022).

Schulz-Nieswandt, F. (24.03.2022b): Video 4_1. Online unter: https://www.ilias.uni-koeln.de/ilias/ilias.php?ref_id=4567942&eid=0889d1d1-855b-42b4-8917-b83d82738fc3&cmd=streamVideo&cmdClass=xoctplayer-gui&cmdNode=z5:r8:1aq:1b1&baseClass=ilrepositorygui. (letzter Zugriff: 22.08.2022).

Schulz-Nieswandt, F. (27.04.2022): 1. Vorlesung in Präsenz zum Thema: Care-Management – mit Fokus auf die Vision kommunaler Pflegepolitik. Online unter: https://www.ilias.uni-koeln.de/ilias/goto_uk_file_4671690_download.html. (letzter Zugriff: 22.08.2022).

Schulz-Nieswandt, F. (01.06.2022): 2. Vorlesung in Präsenz zum Thema: Traditionelle Pflege- und Wohnkonzepte neu denken. Online unter: https://www.ilias.uni-koeln.de/ilias/goto_uk_file_4727650_download.html. (letzter Zugriff: 22.08.2022).

Straus, F. (2005): Soziale Netzwerke und Sozialraumorientierung. Gemeindepsychologische Anmerkungen zur Sozialraumdebatte. In Projekt ‚Netzwerke im Stadtteil´(Hrsg.), Grenzen des Sozialraums. Kritik eines Konzepts für Soziale Arbeit (S. 73-85). Springer VS.

BEI GRIN MACHT SICH IHR
WISSEN BEZAHLT

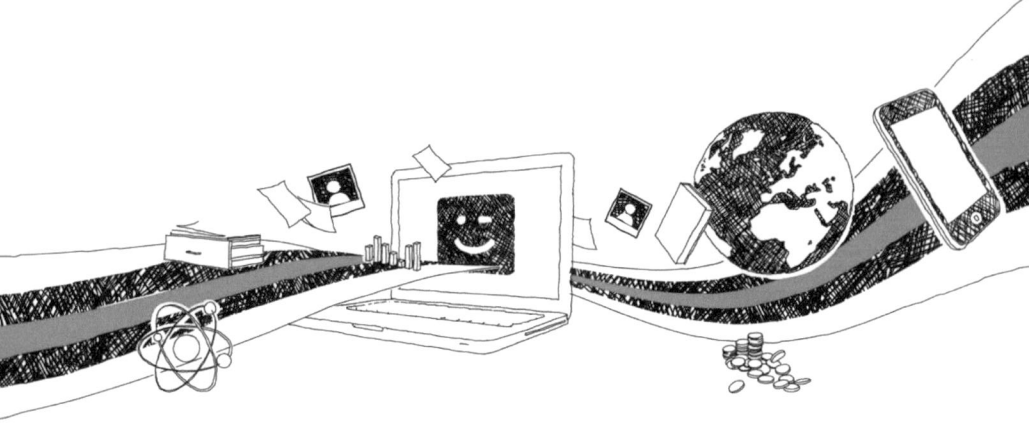

- Wir veröffentlichen Ihre Hausarbeit,
  Bachelor- und Masterarbeit

- Ihr eigenes eBook und Buch -
  weltweit in allen wichtigen Shops

- Verdienen Sie an jedem Verkauf

Jetzt bei www.GRIN.com hochladen
und kostenlos publizieren

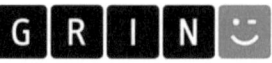